AF246314

Dr DE KEATING-HART

LA
THERMO-RADIOTHÉRAPIE

NOUVEAU TRAITEMENT LOCAL

DU

CANCER

Communication faite à l'Association Française pour l'étude du Cancer

(Juin - Juillet 1919)

AVEC OBSERVATIONS ET PRÉSENTATIONS DE MALADES

A. MALOINE ET FILS, ÉDITEURS
25-27 - RUE DE L'ÉCOLE DE MÉDECINE, - 25-27
PARIS, 1920

LA THERMO-RADIOTHÉRAPIE

NOUVEAU TRAITEMENT LOCAL

DU

CANCER

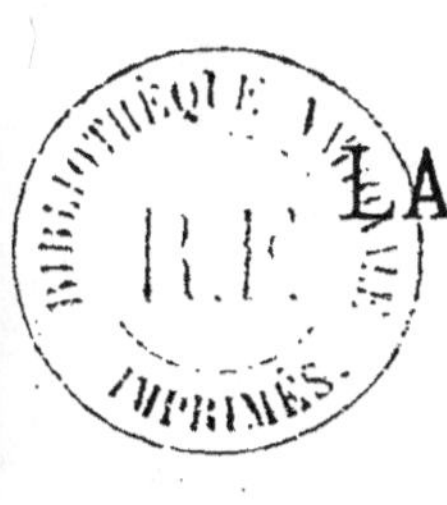

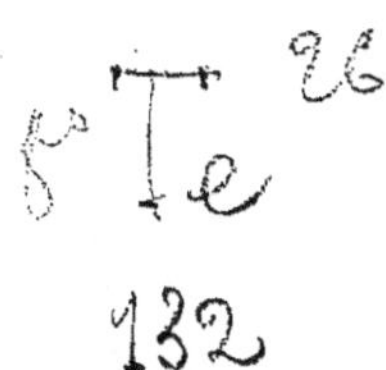

L G

Dr DE KEATING-HART

LA
THERMO-RADIOTHÉRAPIE

NOUVEAU TRAITEMENT LOCAL

DU

CANCER

Communication faite à l'Association Française pour l'étude du Cancer

(Juin - Juillet 1919)

AVEC OBSERVATIONS ET PRÉSENTATIONS DE MALADES

A. MALOINE ET FILS, ÉDITEURS
25-27 - RUE DE L'ÉCOLE DE MÉDECINE, - 25-27
PARIS, 1920

Traitement local du Cancer

par la thermo-radiothérapie

Communication faite à l'Association Française pour l'étude du Cancer

(Juin-Juillet 1919)

BIBLIOTHÈQUE NATIONALE — R. F. — IMPRIMÉS

A la suite de mes travaux sur la Fulguration, sur laquelle j'aurai prochainement l'occasion de revenir, j'avais déjà eu l'honneur d'entretenir notre Société d'un nouveau traitement local du cancer que j'ai appelé la thermo-radiothérapie et où l'action des Rayons X, associée à celle de la chaleur, m'a permis d'obtenir des résultats bien supérieurs à ceux que donne d'ordinaire la seule radiothérapie. Le temps, en passant, a apporté aux premiers faits relatés déjà par moi une confirmation dont je désire vous soumettre aujourd'hui les preuves ; mais avant tout je voudrais rappeler en quelques mots les principes sur lesquels je me suis appuyé pour réaliser ma méthode.

Nous savons tous les beaux effets obtenus par les radiations Roëntgen dans le traitement de certains néoplasmes soit superficiels, soit même profonds, mais de qualité particulièrement sensible à ces radiations. Nous savons aussi qu'une des causes des échecs de cette thérapeutique est dans l'impossibilité d'obtenir des effets profonds, suffisants, sans produire des destructions superficielles de tissus sains aussi graves, parfois, que le mal même que l'on veut soigner. Trouver, en conséquence, le principe qui préside à la radio-sensibilité des tissus vivants, devait permettre, en augmentant celle du néoplasme et en diminuant celle des téguments à respecter, de renverser l'ordre des facteurs et d'obtenir la fonte des masses néoplasiques à travers une peau demeurée intacte.

Voici, rapidement résumées, les recherches que j'ai faites dans ce sens et les conclusions auxquelles elles m'ont conduit. - -

Recherches sur la radio-sensibilité des tissus vivants.

1. — FAITS ANTÉRIEUREMENT CONNUS.

Toute radiation lumineuse qui *pénètre* un organisme vivant y détermine des réactions biochimiques dont l'intensité varie, avec la dose et la durée d'exposition, depuis la simple suractivité des échanges normaux, jusqu'à la destruction de la vie cellulaire ; telle est la loi commune qui semble régir les rapports de l'être avec la lumière, à quelque sorte de vibrations que celle-ci appartienne. Mais la connaissance de la qualité, de la quantité et du temps de rayonnement est impuissante à faire prévoir à l'avance l'intensité ni la durée de ces réactions, et la diversité des *espèces* et des *états* cellulaires semble devoir entrer pour une part importante dans l'explication de l'inégalité des effets déterminés par des irradiations pourtant égales. Tout radio-thérapeute, quelque expérimenté qu'il soit, voit, en effet, se produire avec une instrumentation et dans des conditions générales identiques, des réactions sensiblement inégales suivant les individus ; et il est actuellement démontré que certains tissus pathologiques sont, à doses équivalentes, beaucoup plus sensibles que d'autres aux Rayons Roëntgen.

Dès 1907, les travaux de BERGONIÉ et de TRIBONDEAU sont venus éclairer en partie ces données jusque-là encore imprécises de l'empirisme. Leurs recherches sur les destructions cellulaires *électives* produites dans la profondeur de certains organes par des radiations qui respectent des tissus voisins ou même plus superficiels ont conduit ces auteurs à établir des lois qui, si elles ne suffisent pas à expliquer tous les faits connus, permettent du moins d'en comprendre un grand nombre. Ces lois sont au nombre de trois. Il me paraît nécessaire de les rappeler ici.

« *Les Rayons X, disent-elles, agissent avec d'autant plus d'intensité sur les cellules :*

1° *que l'activité reproductive de ces cellules est plus grande ;*

2° *que leur devenir karyokinétique est plus long (c'est-à-dire : que plus durable, moins interrompu est le mouvement du noyau qui le fait progressivement se transformer et se diviser) ;*

3° *que leur morphologie et leurs fonctions sont moins fixées.*

Sans donc avoir besoin de faire intervenir de spécifité anticancéreuse, ni de fragilité particulière aux cellules pathologiques, ces lois expliquent ainsi très simplement :

1° La destruction élective de certains néoplasmes obtenue par les rayons au milieu même des tissus sains respectés ;

2° La grande radio-sensibilité de certaines tumeurs à évolution rapide (celles-ci présentant avec une intensité spéciale les caractères définis par la loi de BERGONIÉ).

Il faut rapprocher de ces données les conclusions de DOMINICI et CHÉRON établissant, quelque temps plus tard, l'ordre des sensibilités des tumeurs à la *radium-thérapie* et qui est comme la vérification anatomo-pathologique des lois énoncées plus haut.

En effet, non seulement ces auteurs reconnaissent une fragilité plus grande au *sarcome* qu'à l'*épithélioma,* mais encore au sarcome embryonnaire pur qu'au fibro ou au chondro-sarcome, néoplasmes en partie composés de cellules à morphologie et à fonctions plus fixes que les cellules embryonnaires. De même les recherches de SCHWARZE sur la radio-sensibilité des végétaux aux Rayons X ont permis à cet auteur de constater la fragilité extrême des graines *humectées et germantes* en même temps que la radio-insensibilité des mêmes semences *préalablement desséchées* — double observation qui tend à confirmer les lois émises par l'école de Bordeaux. Mais, en revanche, comment expliquer par ces seules lois l'extrême sensibilité de la peau de certains malades chez qui la radiodermite, soit immédiate, soit tardive, suit des expositions relativement peu prolongées ? Comment comprendre la résistance inattendue opposée subitement au traitement Roëntgénien par des tumeurs extrêmement radiosensibles au début du traitement, alors surtout que, par un phénomène contraire, l'enveloppe cutanée acquiert au cours des radiothérapies répétées une fragilité de plus en plus manifeste ? Il est donc des moments ou bien des états biologiques où certains tissus ordinairement sensibles cessent de l'être, des cas où des cellules, jusque-là résistantes, deviennent soudain plus influençables ?

En résumé, ce sont des cellules jeunes, celles où la karyokinèse est le plus intense, qui sont aussi les plus radio-sensibles ; voilà l'essentiel de ce que nous révèlent les recherches de BERGONIÉ et de TRIBONDEAU confirmées par les travaux de SCHWARZE sur la sensibilité aux Rayons X des graines germantes. A cette thèse, l'anatomopathologie clinique, de son côté, donne un nouvel appui : car, selon DOMINICI et CHÉRON, ce sont les tumeurs à cellules embryonnaires que les rayons du radium détruisent le plus aisément. De même enfin, *en radiothérapie*, nous savons que les sarcomes sont plus facilement guérissables par les Rayons X que les épithéliomas. Le fait donc de la radio-sensibilité spéciale des cellules jeunes paraît indiscutable et nous devons l'admettre.

Mais les tissus embryonnaires ne sont pas les seuls fragiles. Un traumatisme suffit à rendre très radio-sensible une surface cutanée dans les *limites exactes de la région atteinte.* L'électrisation faite à l'aide des courants faradiques aussi bien que continus, produit les mêmes effets (1). En outre, GERHARTZ nous apprend que, contrairement à ce qui a été signalé chez les animaux supérieurs, *les organes génitaux des grenouilles exposés à l'action quotidienne et intensive des Rayons X, ne subissent ni arrêt ni retard dans leur développement.*

Le caractère karyokimétique d'un tissu ne suffit donc pas, d'après ces expériences, à produire la radio-sensibilité et la loi de BERGONIÉ **et** TRIBONDEAU **se montrerait là en défaut.** Comment admettre l'explication proposée par GERHARTZ d'une exception faite à cette loi chez les animaux inférieurs, alors que nous la verrons plus loin se vérifier à nouveau dans des êtres placés pourtant beaucoup plus bas sur l'échelle de la vie : les végétaux. Il y aurait là une anomalie physiologique au moins singulière et à laquelle l'unité générale des lois naturelles ne nous permet guère de croire.

SCHWARZE, par ailleurs, fait entrer en ligne de compte un nouvel élément. Il admet que la tension liquide intra et extra-cellulaire a sa part dans le phénomène et il attribue au dessèchement des graines la possibilité de rendre absolue leur résistance aux ondes lumineuses. Mais ses expériences semblent en ce point infirmées par celles de PAUL BECQUEREL qui a détruit par une simple exposition de deux à trois minutes aux rayons ultra-violets des spores de moisissures préalablement privées par le vide de toute imprégnation liquide.

D'après les expériences de BECQUEREL, ce n'est pas tant la sécheresse que le *froid* qui modifie la résistance des spores aux radiations car, de deux ou trois minutes, les températures très basses de l'air liquide suffisent à élever à six heures la durée de leur défense.

Par deux fois donc, nous voyons le froid rendre moins fragiles les éléments vivants exposés aux lumières nocives, chez les animaux à température variable d'une part et chez

____

(1) Expériences personnelles.

les végétaux glacés d'autre part. Et cela m'amène à la théorie qui a conclu mes recherches.

II. — RECHERCHES PERSONNELLES

Le propre de toute germination, de toute karyokinèse, est de se produire seulement dans une certaine température ambiante moyenne, fixe pour chaque espèce, et d'élever en même temps la température intra-cellulaire plus ou moins au-dessus de celle de l'ambiance ; abaisser cette température extérieure, c'est toujours d'abord modérer la multiplication, puis l'arrêter, selon la rapidité et l'intensité de cet abaissement. **Mais, somme toute, la chaleur est la condition par excellence de toute activité karyokinétique.** Il s'agit donc de déterminer si c'est la *température* ou la *jeunesse* d'une cellule qui la rend fragile aux radiations, autrement dit : *si la variation de la radio-sensibilité ne suit pas celle de la chaleur pour toute cellule, qu'elle soit jeune ou non.*

Pour discuter une telle hypothèse, nous devons examiner tout d'abord les effets du froid, ensuite ceux de la chaleur sur la radio-sensibilité cellulaire.

Les expériences de PAUL BECQUEREL, citées plus haut, sont de nature à donner la prépondérance à la chaleur sur la jeunesse cellulaire. En effet, des spores desséchées sont dépourvues de qualités reproductrices et présentent les mêmes apparences de jeunesse, à la température ordinaire, que soumises à un refroidissement intense ; or, BECQUEREL *a vu que des spores d'aspergillus niger, de mucor, de levure de bière desséchées dans le vide, acquièrent une résistance aux radiations ultra-violettes 120 fois plus grande à la température de l'air liquide qu'à la température ordinaire.* **Donc, des cellules de qualité identique réagissent aux radiations d'une façon différente à des températures différentes.**

Mais, dira-t-on, les réactions biologiques dues aux radiations ultra-violettes sont-elles identiquement comparables à celles que produisent les Rayons X ?

Une telle objection, en tout cas, ne saurait être opposée aux recherches de GERHARTZ (citées plus haut) sur les organes reproducteurs des grenouilles, d'autant que ces expériences ont été répétées même à la période du frai qui en aurait à peine été influencé, ce qui pourrait montrer que les cellules jeunes des animaux *à sang froid* sont beaucoup moins radio-sensibles que les mêmes cellules chez les mammifères. Et ici, la différence de taille ou de structure cellulaire ne saurait être invoquée pour expliquer ces différences, si nous en croyons ce que REGAUD a dit au Congrès de Lille, de l'identité des effets des radiations sur les spermatogonies du chat et sur celles du rat, pourtant extrêmement dissemblables entre elles de forme et de volume.

Nous allons voir maintenant que les observations cliniques sont comme l'expérimentation pure de nature à justifier notre hypothèse. Le sarcome, nous l'avons dit, et en particulier le sarcome embryonnaire, est singulièrement radio-sensible, du moins dans un grand nombre de cas. Or, ne savons-nous pas aussi que certains de ces néoplasmes, surtout les sarcomes à évolution rapide, ont une température supérieure à celle des tissus environnants? Est-il besoin de rappeler aussi à la fois la haute température de la rate, située dans une région abdominale où le sang veineux est plus chaud que le sang artériel (schéma de BERGONIÉ) et la prodigieuse sensibilité des splénomégalies, au traitement radiothérapique.

A ces faits d'ordre général, et connus de tous, ajoutons ceux-ci, qui appartiennent à mon expérience clinique personnelle :

Un malade atteint de cancer de l'œil propagé au crâne, avait subi, avant de se remettre entre mes mains, un traitement radio-thérapique entre celles d'un spécialiste exercé. Chaque séance avait déterminé sur la surface traitée une radiodermite assez violente, et *quoique les doses appliquées fussent très faibles* (trois H.).

Le malade, après plusieurs essais, en était venu à se refuser en principe à toute radiothérapie et hésita longuement à se soumettre à une nouvelle expérience. *Or, ayant pris la précaution d'humecter la surface traitée avec un peu d'eau et d'en activer l'évaporation par un courant d'air, j'ai pu, grâce au refroidissement ainsi obtenu, faire supporter au malade des séances répétées de six H. sans la moindre réaction cutanée.* Cette expérience, renouvelée dans un autre cas analogue, m'a donné le même résultat.

Voici, maintenant, un autre fait expérimental dû au seul hasard :

Au cours d'applications thermo-radiothérapiques faites sur un cancer métastatique du sein, j'avais plongé des aiguilles diathermiques dans quelques nodules parsemés autour des lésions principales. Deux d'entr'elles, enfoncées chacune dans une petite métastase presternale, reposaient par leur extrémité libre sur la peau environnante, et les mouvements respiratoires de la malade les déplaçaient de temps en temps.

Une fois le courant thermique appliqué, j'ai retiré les aiguilles et pratiqué une séance de Rayons X sur la surface traitée. Quelques jours après, je fus surpris de voir apparaître, sur la même région, des lignes fines de radiodermite au nombre de cinq qui convergeaient vers les deux points de pénétration des aiguilles (voir fig. I). Après examen, je dus reconnaître que ces lignes représentaient, sans discus-

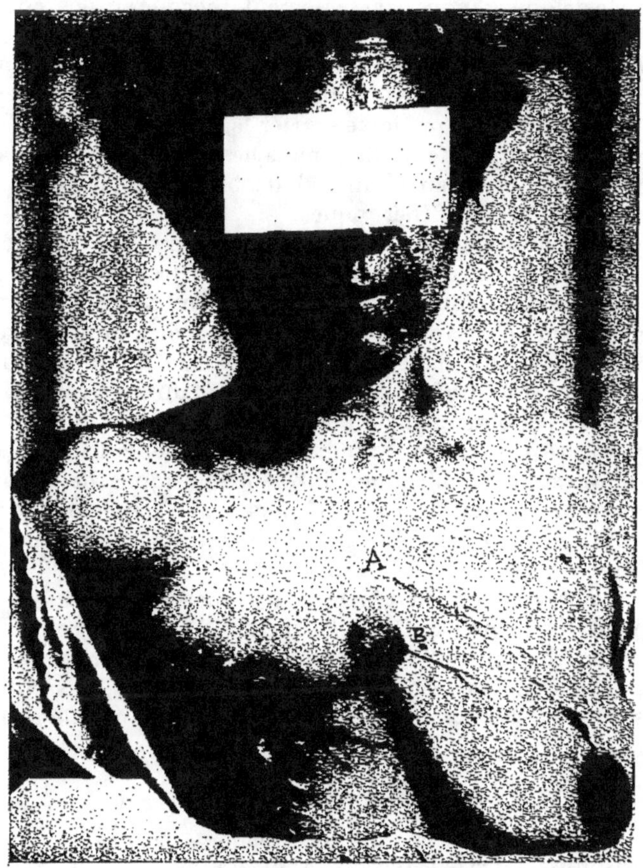

FIG. I. — Voir pages 10 et suivantes.

En A et en B, radiodermites linéaires apparues au bout de quelques jours sur les places occupées par des aiguilles diathermiques, dont la pointe seule était plongée dans des nodules cancéreux. — Preuve de la sensibilisation des tissus aux Rayons X par la chaleur.

sion possible, les positions successives occupées sur la peau par les aiguilles chauffantes déplacées par les mouvements respiratoires. Cependant ces lignes n'étaient point marquées quand j'avais retiré les aiguilles, et elles n'étaient apparues qu'au bout de quelques jours. C'étaient donc bien les Rayons X qui avaient gravé par des dermites ces diverses places *sensibilisées par le chauffage préalable*. Une objection naturelle s'oppose cependant à une telle interprétation. N'était-ce pas l'action électrique et non pas seulement thermique des courants de haute fréquence qui avaient sensibilisé la peau radiodermisée ? A cela je répondrai d'abord que les courants en question étant alternatifs, ne produisent aucun phénomène d'ionisation dans les tissus ; cependant, je ne prétendrai pas qu'on doive écarter là toute possibilité d'influence bio-électrique proprement dite, mais les expériences suivantes me semblent bien donner, au moins, et de beaucoup, la prépondérance aux actions uniquement thermiques.

Un homme atteint de lympho-sarcomatose généralisée et dont j'ai eu l'occasion de publier le cas, avait été traité avec des résultats minimes et de courte durée à l'aide des Rayons X seuls. Très malade au moment où je le vois, il présente d'énormes tumeurs aux aines, aux aisselles, au cou, dans le ventre, etc... Je le traitai à mon tour par la thermo-radiothérapie et cela avec un succès constant et durable. Or, j'ai obtenu sur lui des effets identiques lorsque j'ai élevé la température interne de ses tumeurs aussi bien à l'aide de courants diathermiques que d'injections intra-neoplasiques de sérum à 50° faites au moment de les radiothérapiser. La chaleur, de quelque origine qu'elle fût, a donc été là encore une fois suffisante à radio-sensibiliser les tissus.

Tels sont, rapidement résumés, les vues théoriques et les faits expérimentaux principaux sur lesquels j'ai cru pouvoir édifier ma méthode de thermo-radiothérapie. Je vais en décrire maintenant, en quelques mots, la technique dans ce qu'elle a d'essentiel avant d'exposer les intéressants résultats thérapeutiques qu'elle m'a donnés.

TECHNIQUE

Pour obtenir l'hyperthermie de toute la masse néoplasique à radio-sensibiliser, j'ai eu recours à divers moyens qu'il serait trop long d'exposer ici et dont l'un d'eux, indiqué ci-dessus, n'était autre que des injections, du reste très douloureuses, de sérum chaud dans l'intérieur des tumeurs. Je me contenterai de décrire ici le procédé auquel je me suis arrêté dans la plupart des cas.

C'est en général aux courants de haute fréquence et de basse tension que je demande les effets thermiques nécessaires à ma méthode. Comme chacun le sait, d'ARSONVAL a démontré que les tissus traversés par ces courants sont portés dans toute leur profondeur, à une température plus élevée que la normale. Utilisant ce fait biologique, je prends la tumeur à traiter entre les pôles (1) de l'appareil diathermique et mets celui-ci en action jusqu'à la limite où le malade accuse le maximum de sensation calorique qu'il puisse supporter sans brûlure. Quand les téguments sont sains, je prends la précaution de recouvrir l'électrode d'un sac de glace dont l'influence refroidissante ne se fait pas sentir à une profondeur de plus d'un centim. environ (2).

Grâce à ce dispositif, je réalise ce double fait contradictoire (contrôlé par moi à l'aide d'aiguilles thermo-électriques plongées dans les régions traitées), d'une tumeur chaude (3), sous une peau refroidie. Je maintiens cet état pendant un temps variable suivant les cas (de 10 à 40 minutes et même plus), jusqu'au moment et pendant toute la durée d'une application radiothermique consécutive dosée à raison de 6 H. à travers un filtre d'aluminium de 3 à 5 millim. d'épaisseur. *On peut répéter ces séances une fois tous les 10 jours par la même fenêtre cutanée, pendant longtemps, sans provoquer de radiodermite.*

Tel est l'exposé en quelque sorte schématique de la technique employée par moi. Je ne puis entrer ici dans tous les détails d'adaptation de la méthode à chaque cas particulier. Je dirai seulement que ces détails sont nombreux et d'une application souvent délicate, sinon toujours difficile si l'on veut éviter les accidents de brûlure par diathermie que produirait une compression insuffisante de l'électrode sur la peau.

D'autres précisions seraient nécessaires : celle-ci, par exemple qu'il faut éviter de chauffer des portions de tumeur ou des métastases voisines qui ne seraient pas soumises en même temps à l'action radiothérapique, *car la chaleur sans Rayons X ne fait qu'exalter la vitalité du néoplasme.* Mais ces indications ne sauraient intéresser que des radiologistes et sortiraient ainsi des limites de ce travail.

Voici maintenant quelques observations particulièrement probantes de cas de cancers graves, où la thermo-radiothérapie a donné des résultats nettement supérieurs à ceux de toute autre méthode.

OBSERVATIONS

OBSERVATION I. — **Cancer du sein récidivé dans les os et les ganglions sus-claviculaires.**

Madame B..., 40 ans environ (voir fig. II, III et IV).

Les antécédents héréditaires et personnels de cette malade que je vous présente, n'offrant aucun intérêt, je les passe sous silence.

(1) Ces pôles généralement métalliques doivent être faits de feuilles minces, d'un corps aisément traversé par les Rayons X (en aluminium par exemple).

(2) On peut réduire encore la profondeur du refroidissement en interposant des couches de coton entre de l'électrode et le sac de glace.

(3) La température profonde que j'ai pu noter ne dépasse pas en général 38:5.

En janvier 1914, elle remarque dans son sein droit une petite tumeur du volume d'une noisette pour laquelle le Dr POUYET, son médecin, l'envoie à M. WALTHER, chirurgien à la Pitié, qui, dans un premier temps, enlève la grosseur et *15 jours plus tard, après examen histologique, pratique l'amputation du sein.*

Deux ans après, la malade, en pleine récidive, est réopérée à la Pitié. *Deux mois plus tard, nouvelle récidive pour laquelle M. WALTHER*

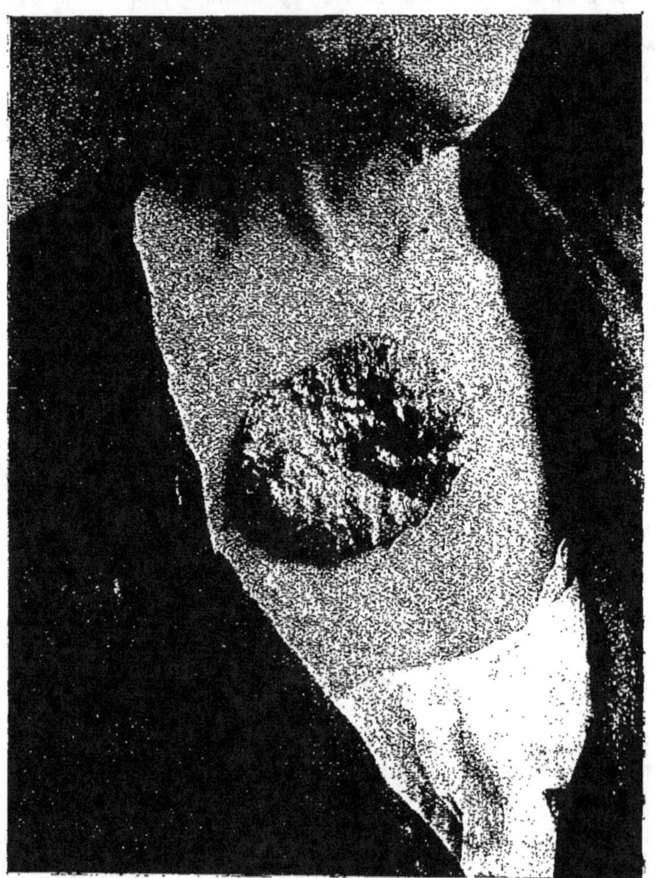

Fig. II. — (Obs. I). Voir pages 13 et suivantes.
Cancer du sein récidivé sur les côtes et traité longtemps par les Rayons X sans résultat.
(Etat avant le traitement thermo-radiothérapique).

l'envoie au laboratoire de radiothérapie pour y subir un traitement par les Rayons X.

Elle le suit pendant un an sans succès, et, au contraire, avec une grande aggravation.

Etat en décembre 1918. — La malade présente alors un énorme champignon végétant, développé sur une masse indurée, adhérente à la deuxième et à la troisième côtes droites, près du sternum ; au-dessus de la clavicule droite et dans l'aisselle gauche, sont

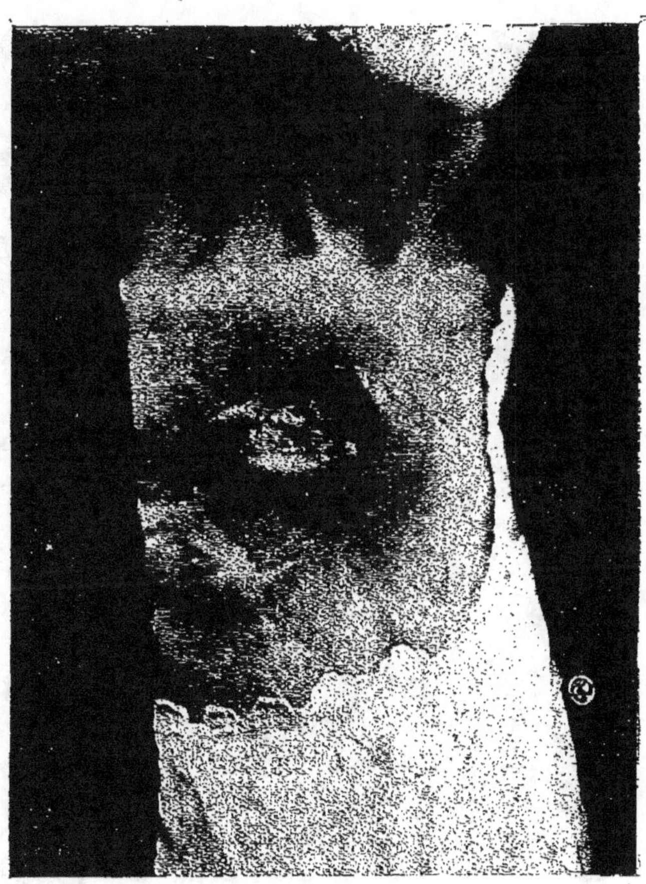

Fig. III. — (Obs. 1). Voir page 16.

La même après quatre séances de thermo-radiothérapie.

plusieurs ganglions durs, variant du volume d'une petite olive, à
celui d'un gros œuf de pigeon.

Traitement. — Commencé en fin décembre 1918, *ce traitement
en cinq séances, a obtenu la disparition de la masse végétante* et
à l'heure actuelle, c'est-à-dire au bout de 17 séances en tout, faites
en 4 mois, les lésions sont réduites à une petite ulcération encore
entourée d'un cercle légèrement dur, pénétrant dans l'épaisseur des
côtes, mais en pleine voie de cicatrisation comme on peut le voir sur

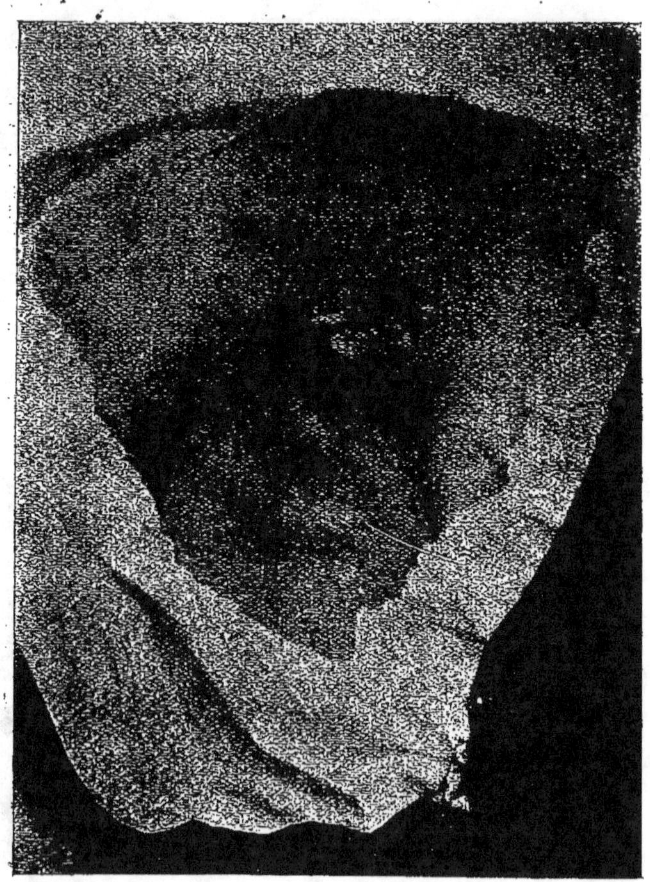

Fig. IV. — (Obs. I). Voir page 17.

La même, quelques semaines plus tard, en voie de cicatrisation.

la malade et dans les photographies que voici (Voir les figures ci-jointes). Entre temps, l'exérèse, suivie de fulguration des ganglions néoplasiques du cou et de l'aisselle, a été pratiquée parce qu'ils étaient opérables et que cette intervention va permettre une notable réduction dans la durée du traitement total. J'ai envoyé les masses enlevées au laboratoire d'histologie du Professeur HALLION et voici les conclusions que j'en ai reçu : *« Il s'agit d'un encéphaloïde caractérisé par la prolifération extrêmement abondante des cellules épithéliales qui ont perdu toute disposition glandulaire. Les cellules sont grosses, polymorphes ; elles présentent beaucoup de karyokinèses anormales. »*

C'est donc bien là un cas d'une qualité particulièrement grave et d'une grande activité prolifératrice où la radiothérapie simple est par tous considérée comme absolument inefficace, et du reste s'est montré telle, et où la thermo-radiothérapie a donné les résultats rapides et brillants que l'on a vus plus haut.

OBSERVATION II. — **Cancer inopérable du sinus maxillaire, ulcéré dans la bouche avec métastases cervicales.**

Madame C..., cuisinière, 64 ans.

A. H., sans intérêt.

A. P., en dehors d'une attaque de scorbut dans l'enfance, bonne santé générale. Fièvres intermittentes, rhumatismes, ménopause à 52 ans avec bouffées et vertiges. En 1913, coliques hépatiques ; en 1914, douleurs dentaires ; *extraction incomplète d'une molaire gauche, d'où abcès et extraction de racine sans cicatrisation consécutive ; formation d'une tumeur.*

Envoyée à l'Hôpital de Lariboisière, à M. SÉBILEAU, celui-ci constate la gravité du cas et parle d'opération, puis il y renonce et donne un traitement à base de liqueur de Fowler et d'injections sous-cutanées qui est suivi pendant 18 mois avec aggravation constante.

Le Dr RUBINROT (de Paris), me l'adresse à ce moment, c'est-à-dire vers le milieu d'avril 1919.

Etat au premier examen :

Tumeur du volume d'une petite orange, développée dans le maxillaire gauche, déformant la joue et ayant déterminé une forte exophtalmie du même côté ; ulcération profonde de la voûte palatine gauche sur un diamètre de 4 centim. environ ; douleurs intolérables. Envahissement ganglionnaire des régions carotidiennes droite et gauche.

Traitement :

1° le 25 avril 19, extraction des ganglions cervicaux avec fulguration de la plaie opératoire ;

2° 4 séances de thermo-radiothérapie faites du 4 mai au 5 juin 19 sur la joue malade.

Résultats : Cette malade que je vous présente est en voie de grande amélioration. Les douleurs ont diminué de telle façon qu'elle les supporte maintenant aisément et sans se plaindre. La tumeur est réduite de plus des deux tiers ; l'exophtalmie est très sensiblement atténuée. Enfin, la plaie palatine est en pleine voie de cicatrisation. J'espère, d'ici quelque temps pouvoir vous représenter la malade dans un état encore meilleur, mais j'ai pensé qu'il était intéressant que vous la voyiez à mi-chemin de la guérison, si du moins, il m'est donné de la guérir.

Examen histologique (fait dans le laboratoire de M. Hallion) des ganglions extraits : il s'agit « *d'un épithélioma cylindrique d'origine glandulaire* ».

Observation III. — **Cancer du sein, à récidives.**

Madame Au..., 53 ans, sans profession.

A. H., père mort à 66 ans, diabétique. Mère encore vivante, mais atteinte de grangrène des extrémités.

A. P., Coliques hépatiques et eczéma. Il y a 5 ans, chute sur une barre d'appui et contusion du sein gauche, ménopause en 1913.

A ce moment, grosseur au sein gauche avec suintement jaunâtre par le mamelon qui se rétracte. Le docteur Heins, de Paris, son médecin, lui fait mettre une pommade à l'iodure de plomb qui donne une légère amélioration, puis me l'envoie.

Etat au début : Tumeur double du sein gauche, de chaque côté du mamelon rétracté, ulcéré avec léger suintement.

La masse droite = 4 cm. $\times$ 3 cm.

La masse gauche = 8 cm. $\times$ 4 cm.

Le traitement, commencé le 3 février 1914, donne au bout de trois séances une régression très marquée des tumeurs dont la plus grosse n'a plus que 4 cm. $\times$ 3.

En juin 1914, c'est-à-dire au bout de douze séances, il n'y a plus trace apparente de néoplasme ; l'ulcération est cicatrisée et le suintement mamelonnaire a cessé.

La malade est mise au repos et tenue en observation.

Mais la guerre éclate, je pars et pendant 2 ans je ne la revois plus.

En avril 1916, elle se présente à l'élève qui me remplace et celui-ci

constate une récidive importante des lésions. Il recommence le traitement, mais, un peu inexpérimenté, provoque une brûlure cutanée qui
suspend les séances. Dans la crainte d'un nouvel accident, mon élève
n'ose plus appliquer les doses habituelles et fait de nombreuses séances
sans résultat appréciable.

En janvier 1918, rentrant dans le gouvernement militaire de Paris,
je puis reprendre le traitement en mains. A ce moment, je trouve au-
dessus du mamelon une tumeur du volume d'un gros œuf ; au-dessous
se voit la cicatrice de la brûlure, reposant sur un fond légèrement
induré de nature douteuse. Devant ce doute et par crainte d'ulcérer à
nouveau cette cicatrice fragile, **et ne traite que la tumeur supérieure qui fond en 16 séances**.

Mais brusquement, en juillet 1918, je constate une poussée
néoplasique au-dessous de l'ancienne brûlure non traitée, et devant ce
fait nouveau, je décide la malade, très réfractaire jusque-là, *à une
opération suivie de fulguration.* Celle-ci se fait en fin de juillet et l'examen histologique de la tumeur, pratiqué par M. HALLION, lui a permis
de diagnostiquer : « *un carcinome, caractérisé par une infiltration
diffuse de petites cellules épithéliales arrondies, dans un stroma fibreux.
La structure glandulaire a presque complètement disparu* », etc...

Depuis la malade a présenté successivement dans la peau, en
dehors de la zone opérée, **trois petits noyaux indurés qui ont
regressé chacun en deux séances de thermo-radiothérapie.**

OBSERVATION IV. — **Cancer 3 fois rapidement récidivé du
sein avec métastases crâniennes.**

Madame Ség..., 47 ans.
A. H., sans intérêt.
A. P., aussi.
Constate une grosseur dans son sein gauche le 1er juillet 1914. Les
docteurs ROSANOF et GRINDA (de Nice), conseillent une opération qui
est faite le 14 octobre 14, par le Dr GRINDA.
1re récidive en Février 15.
2e opération le 2 mai par le Dr DRAPIER, à l'hôpital St-Roch, à
Nice.
Traitée ensuite par néoplalysine Riquoire alternée avec électrocu-
prol, sans résultat.
**2e récidive et 3e intervention le 20 juillet 1915 par le
Dr Drapier, à l'hôpital St-Roch.**
3e récidive en janvier 1916.
Le Docteur KAHN, de Paris, qui la voit peu de temps après, la

considère comme perdue à bref délai ; la malade va voir le Professeur
J. L. Faure qui refuse d'intervenir et me l'adresse en juin 1916.

Traitement.

Etat au début :

*Grosses masses dures répandues sur toute la cicatrice opératoire et
dans l'aisselle, adhérentes sur les côtes et les plans profonds, de volume
variant d'un œuf à une noisette ; nombreuses métastases cutanées, répandues autour de ces lésions ; adénite sus-claviculaire ; métastases sous la
peau du crâne dont quelques-unes adhérentes au péricrâne.*

L'ensemble des lésions est divisé en une série de 9 zones d'application et reçoit une centaine de séances (exactement 96), de thermo-
radiothérapie en 34 mois, soit une moyenne d'une séance tous les 3
mois et onze séances en tout par zone d'irradiation. En réalité, le
partage ne fut pas égal et alors que certaines grosseurs n'ont reçu que
trois ou quatre applications, d'autres plus développées en ont subi
jusqu'à 25.

Les résultats obtenus ont été en général extrêmement rapides.
*Certaines métastases crâniennes par exemple, du volume d'une petite
noix ont fondu entièrement en 2 ou 3 séances.* J'ai pu, pendant la
guerre, au cours d'une de mes permissions à Paris (les applications
étaient faites en mon absence par un de mes élèves), soumettre en
mai 1917 à l'examen confirmatif de M. J.-L. Faure la malade, débar-
rassée en majeure partie de ses masses thoraciques.

Malheureusement la fonte même des tumeurs, entraînait des
troubles toxiques assez graves en raison directe de sa rapidité et nous
forçait à de longs arrêts au cours desquels les métastases insuffisam-
ment ou non encore irradiées se développaient à nouveau. L'année
1918 s'est passée dans ces alternatives de fonte rapide et de repos
forcé, où l'équilibre se maintenait entre le traitement et le mal très
amélioré, mais constamment renaissant quand il était abandonné à
lui-même.

Cependant, dans cette lutte trop longue et trop tardivement
entreprise, la malade voyait ses forces décroître, et, pendant les
premiers mois de 1919, ne put recevoir que quelques rares applications. Enfin, à bout de résistance, elle s'éteignait sans douleur, mais
épuisée à la fin d'avril dernier, ayant survécu près de 3 ans et donné
un moment à tous l'illusion d'une guérison possible.

Dans le cas que nous venons d'exposer la malade s'est refusée à
toute biopsie ; il m'a donc été impossible de faire préciser histologiquement la qualité de la tumeur traitée, mais le diagnostic clinique
ne saurait être mis en doute et ne l'a pas été du reste par les chirur-

giens expérimentés qui ont successivement soit opéré, soit examiné la malade.

OBSERVATION V. — **Cancer ulcéré et métastatique du sein.**

Madame Ba..., 43 ans (Voir fig. V et VI).

A. H., Sœur atteinte de cancer du sein presque en même temps qu'elle ; rien d'intéressant en dehors de cela.

A. P., Santé générale chancelante ; rhumatismes précoces, nervosisme extrême. Grossesse interrompue par des vomissements incoërcibles, métrite.

En juillet 1908, rétraction du mamelon. Le Dr LENGLET la voit en 1909 et conseille l'opération. Il l'adresse aux chirurgiens J.-L. FAURE et NÉLATON. Tous deux préconisent d'urgence l'intervention sanglante. La malade vient me voir en janvier 1910. Je conseille la fulguration qui est acceptée et devait être appliquée en collaboration chirurgicale avec M. J.-L. FAURE ; les inondations de cette année ayant isolé la clinique où elle devait entrer, la malade renonce à l'opération et se met à voyager. En mai 1911, elle se fait examiner à nouveau par LENGLET et par moi. La tumeur a beaucoup grossi et a formé des métastases axillaires. La malade atermoie encore et c'est en janvier 1912 que, sur son refus de toute opération, la première application de thermo-radiothérapie lui est faite.

A ce moment, le mamelon s'est ulcéré et au-dessous le sein est pris en une masse dure du volume d'une pomme (fig. V).

Les douleurs très fortes disparaissent après 4 séances et le 14 octobre suivant, MM. FAURE et LENGLET, revoyant la malade, après 19 applications partagées entre l'aisselle et le sein, « constatent la cicatrisation du bout du sein et la fonte presque complète des tumeurs » (Voir fig. VI).

En mars 1913, c'est-à-dire en tout après 24 applications sur le sein, 9 sous l'aisselle et 2 sur un ganglion sus-claviculaire, on ne sent plus rien à la palpation et la malade, se croyant guérie, disparaît assez longtemps.

Au début de 1914, elle fait une crise de rhumatisme très violente qui la tient au lit pendant plusieurs mois. Pendant ce temps, un commencement de poussée néoplasique se fait encore sentir dans ses ganglions axillaires et sus-claviculaires mais son état de santé ne lui permet pas la reprise du traitement.

En août, la guerre éclate et mes obligations militaires m'empêchent de la revoir avant décembre 14 où, traversant Paris, j'apprends qu'elle réclame ma visite.

A ce moment, je constate que le mal se développe de nouveau, mais je repars sans pouvoir la soigner et elle se refuse aux soins de mes élèves. Depuis, je n'ai plus rien su d'elle.

Là encore, pas d'examen histologique possible, mais diagnostic

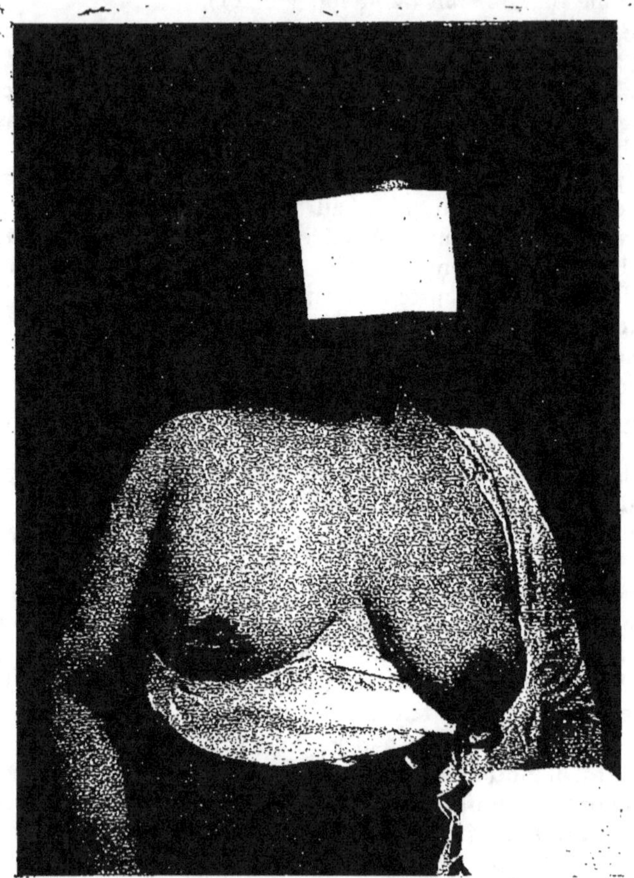

Fig. V. — (Obs. V). Voir pages 21 et 22.

Grosses tumeurs mammaires et axillaires avec ulcération du mamelon.

clinique n'ayant fait aucun doute pour aucun des médecins, pourtant très compétents, leurs noms en font foi, qui ont suivi l'évolution du mal et sa régression.

OBSERVATION VI. — **Cancer du sein rapidement récidivé sur les côtes, dans l'aisselle et dans le poumon.**

Madame Du..., 35 ans.

A. P... Santé toujours un peu précaire, migraines, névralgies,

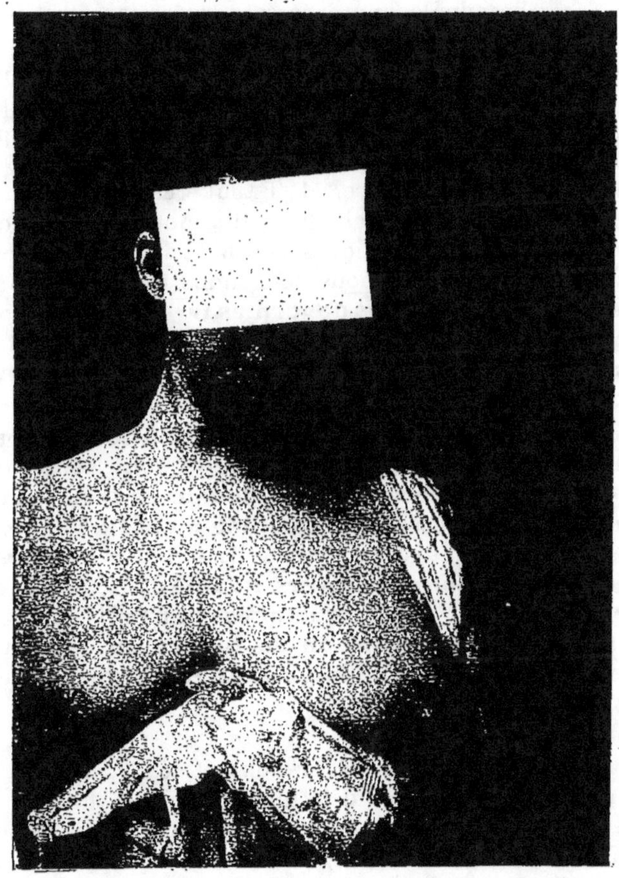

FIG. VI. — (Obs. V). Voir pages 21 et 22.

Le même cas après traitement : fonte complète des tumeurs et cicatrisation du mamelon.

constipation opiniâtre, pas d'enfant. En 1910, douleurs dans le dos, l'aisselle gauche et le bras gauche. En décembre 1911, MM. DUGUET et

Dufour, médecins des Hôpitaux, constatent la présence d'une tumeur dans le sein gauche qui est opérée le 23 janvier 1912 par le Professeur Segond. Le bras demeure gonflé et lourd. Au mois d'août 1912, les douleurs dans le dos réapparaissent et en septembre, *on perçoit au toucher plusieurs noyaux de récidive dans l'aisselle et autour de la cicatrice.* En décembre, douleurs exaspérées, dépression, inappétence ; la malade commence à tousser ; le bras devient très gros et douloureux. En janvier 1913, maux de cœur, vomissements chaque matin au cours de toux persistantes, ulcération sous-axillaire. M. J.-L. Faure, consulté en mars, conseille un examen radioscopique des poumons qui est fait par le Dr Béclère. Celui-ci reconnaît que le poumon gauche est envahi de métastases ; en conséquence, M. Faure refuse toute intervention chirurgicale et conseille le traitement thermo-radiothérapique. Deux nouveaux examens radioscopiques sont faits alors, l'un par le Docteur Dufour, l'autre par moi, et nous constatons tous deux **la présence de grosses masses sombres de formes irrégulières et arrondies occupant la partie moyenne du poumon gauche et dont les limites à dessin net, sont entourées de zones pulmonaires parfaitement limpides.**

A ce moment, l'aisselle rigide et gonflée ne forme plus qu'une masse dure autour de laquelle sont semés quelques noyaux séparés. A trois doigts en dedans se trouve une masse du volume d'une grosse noix complètement fixée sur les côtes de la région antérieure du thorax. La cicatrice opératoire est indurée et irrégulière et divers nodules plus ou moins gros sont semés dans la peau ; quelques-uns font corps avec les côtes, autour d'elle. Enfin, on en trouve un certain nombre d'autres dans la région dorso-scapulaire gauche et jusque sur l'épaule droite.

Traitement :

L'étendue considérable des lésions et leur pénétration dans le poumon gauche, exigent la détermination d'une dizaine de portes d'entrée qui reçoivent en tout 59 applications de thermo-radiothérapie, *soit environ 6 applications par point traité.* Ces applications ont été pratiquées du mois de juin 1913 à janvier 1914.

Résultats :

Pendant cette période de temps l'amélioration s'est marquée chaque jour davantage. *Dès le mois d'août, les douleurs avaient à peu près disparu ; la malade avait augmenté de 2 kilos ; les masses thoraciques antérieures avaient presque complètement fondu ; l'aisselle cicatrisée, très assouplie, permet des mouvements notables du bras revenu à un volume presque normal ;* la toux, chaque jour diminuée, cesse dans le courant d'octobre, et la malade examinée en novembre, en radioscopie, *présente un état pulmonaire tellement bon que, selon l'expression même du Dr Dufour « le poumon gauche, dans toute son étendue, a un aspect plus clair et plus limpide que le poumon droit qui n'a jamais été atteint».* Enfin, les lésions thoraciques axillaires et dorsales de la malade sont réduites à si peu de chose, au milieu de janvier 1914, qu'on peut espérer sa guérison quand, brusquement, dans la nuit du 20 janvier, elle présente une crise épileptoïde violente accompagnée de céphalalgie gauche.

En l'absence de symptômes rénaux, il y a lieu de penser à des métastases corticales. Les troubles et les crises s'exagérant, chaque jour, M. Duguet et moi décidons de faire des applications sur le crâne, pour atteindre à travers celui-ci les lésions cérébrales, mais là-dessus l'échec de la thermo-radiothérapie est complet, et après quelques semaines de souffrances et de paralysie progressive, la malade s'éteint, *présentant toujours un état thoracique presque parfait.*

Dans ce cas encore, il m'a été impossible de pratiquer les prélèvements biopsiques en vue de l'examen histologique, mais là non plus, l'hésitation ne saurait exister devant les témoignages affirmatifs tels que ceux de MM. Duguet, Dufour, Faure, Béclère et Second.

Observation VII. — **Cancer du sein à récidive rapide avec nombreuses métastases dans la peau, le sein et l'aisselle opposés.**

Madame Her..., 47 ans.

A. H., sans intérêt.

A. P., Rhumatismes, maux d'estomac, métrite, tumeur du sein gauche, à évolution rapide opérée moins d'un an auparavant et récidivée d'une façon foudroyante en de nombreuses petites masses cutanées répandues sur la cicatrice et autour d'elle. *Les lésions envahissent la région presternale et l'autre côté de la ligne médiane avec adénite néoplasique susclaviculaire gauche et axillaire droite, et enfin tumeur de la grosseur d'une pêche dans le sein droit.*

Le Dr Cohendy, de l'Institut Pasteur, et le Prof. J.-L. Faure me confient la malade que M. Cohendy continue à suivre jour par jour.

Trente-quatre séances de thermo-radiothérapie ont été faites du 11 juillet au 18 novembre 1913, divisées en 9 zones d'irradiation, soit environ 4 par zone en moyenne, ayant varié à la vérité entre 2 et 6 selon l'endroit.

Les résultats ont été à chaque fois extrêmement rapides : Une tumeur

*axillaire droite par exemple ayant atteint en quelques jours le volume
d'un œuf a disparu en 3 séances. En 4 séances, les métastases cutanées
plus anciennes de la région presternale, et ainsi de suite pour les autres.*

Mais brusquement des métastases intra-abdominales, s'étant
manifestées en novembre, la malade présenta des accidents généraux,
avec ascite, troubles gastro-intestinaux qui arrêtèrent le traitement
radiothérapique et quelques semaines après, elle succombait à ces
accidents sans avoir pu le reprendre.

Pas d'examen histologique dans ce cas non plus, mais certitude
clinique indiscutable de cancer d'une gravité exceptionnelle dont toutes
les manifestations locales traitables par ma méthode ont fondu rapidement sous ses applications.

OBSERVATION VIII. — **Cancer inopérable de l'estomac.**

M. C..., 60 ans.

A. H., sans intérêt.

A. P., Grand fumeur, aucun symptôme intéressant autre que des
maux d'estomac en 1908, améliorés puis recommençant en 1918 avec
évolution rapide. Le malade va à l'Hôpital Beaujon où il est soigné
pour dyspepsie. Radioscopie stomacale à l'Hôpital Trousseau par
Albert WEIL qui pose le diagnostic de néoplasme stomacal. M. C.
quitte l'Hôpital et va voir à Versailles le Dr HEPP qui décide d'opérer
le 28 décembre 18. *Il trouve une grosse tumeur occupant la face
antérieure et toute la petite courbure de l'estomac jusqu'au pylore qui est
en partie oblitéré ; gastro-entérostomie* qui est suivie d'une légère
amélioration, le malade continuant cependant à souffrir et à se
cachectiser. Le Dr HEPP me l'envoie à la fin de janvier 19 et M. C.
subit une première séance de thermo-radiothérapie. A ce moment je
constate la présence d'une grosse masse peu mobile située entre
l'ombilic et le sternum, douloureuse à la pression. Le malade est
profondément amaigri, d'un teint jaune paille et se plaint de grandes
souffrances et de complète inappétence.

TRAITEMENT. — Dès les 2 ou 3 premières séances, le malade
accuse une remarquable amélioration ; *la tumeur fond rapidement
et les douleurs disparaissent avec elle.* Le malade se remet à manger
avec appétit et aujourd'hui j'ai l'honneur de vous le présenter gras,
et de teint vermeil comme vous pouvez le constater. A la palpation
il ne reste plus ni douleur, ni tumeur et si je continue encore le
traitement (il en est à sa 13e séance) c'est simplement par prudence,
pour atteindre les derniers germes que l'examen direct est impuissant
à déceler.

Examen radioscopique de l'estomac après traitement. — J'ai pu faire ces jours-ci l'examen radioscopique de l'estomac de cet

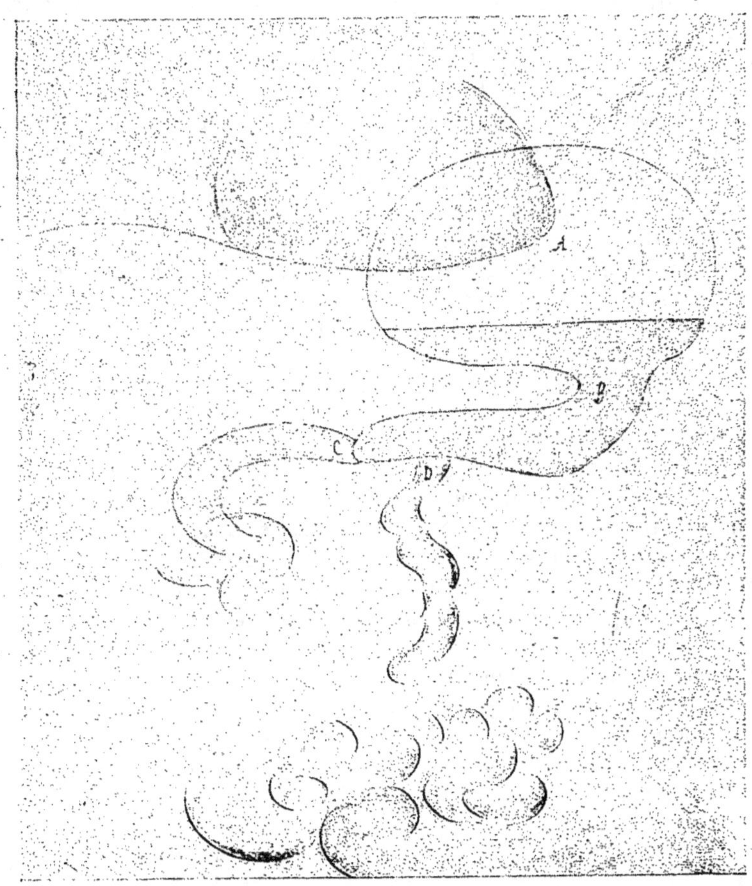

Fig. VII. — (Obs. VIII). Voir pages 26, 27 et 28.

Radioscopie après thermo-radiothérapie d'un estomac atteint de cancer volumineux de la petite courbure et du pylore.

A. Chambre à air dilatée.

B. Petite courbure souple à la palpation, le médiogastre et la région de l'anus semblent faits d'un tissu assez sensible mais malléable comme du tissu de cicatrice et complètement indolore ; plus de tumeur perceptible.

C. Pylore naturel ayant recouvré son fonctionnement.

D. Abouchement chirurgical gastro-intestinal fait au cours d'une intervention antérieure et fonctionnant bien aussi.

homme et j'ai constaté une aérophagie considérable dilatant la chambre à air et semblant compenser ainsi l'état d'atrésie qui réduit la 2ᵉ partie du corps de l'estomac en un boyau étroit et cylindrique étendu horizontalement. *A l'exploration manuelle, les parois sont souples, sans saillies irrégulières ni diverticulum.* La bouche chirurgicale fonctionne *ainsi que le pylore, du reste.* (Voir fig. VII).

Le diagnostic radiologique et clinique de ce cas est nettement celui d'un cancer stomacal, mais étant donné la fréquence relative des faux néoplasmes gastriques, il y a lieu ici de faire quelques réserves et je n'aurais que ce seul cas de cancer du tube digestif à publier que je croirais devoir le passer sous silence, mais les deux autres cas que je relate plus loin, donnent au premier une valeur démonstrative beaucoup plus grande, l'erreur, possible pour l'un, devenant plus qu'improbable pour les trois réunis.

Observation IX. — **Cancer inopérable de l'estomac.**

Madame Li..., 60 ans.

A. P., Enfance bien portante, réglée à 15 ans, mariée à 28 ans, un seul enfant, forte mangeuse, nourriture très épicée, souvent état nanséeux après les repas, parfois avec vomissements.

Depuis dix ans souffre de la région épisgatrique et de troubles digestifs pour lesquels elle est soignée par le Dʳ Gauthier, de Chaville.

Il y a cinq ans, au cours d'un effort violent pour soulever un objet lourd, elle a senti une vive douleur comme une déchirure à l'épigastre et sensation d'étouffement.

Examen radioscopique par le Dʳ Lucas, de Paris, qui, après avoir songé à un cancer de l'estomac, revient sur son diagnostic. Traitement bismuthé, pointes de feu sur la région épigastrique. Soignée par le Dʳ Valençon, de Paris, pendant quatre mois avec un peu d'amélioration.

En 1915, elle voit le Dʳ Chemsky, de Versailles, puis le Dʳ Privat, de Chaville. Amaigrissement profond et rapide dans le mois qui précède mon examen.

Le Dʳ Hepp, appelé, me la confie en vue d'une radioscopie stomacale et à ce moment, c'est-à-dire en octobre 18, je constate une extrême maigreur, avec teint jaune paille.

Des douleurs épigastriques s'irradient dans le dos, la malade a des vomissements abondants ; seuls, les liquides ou les bouillies légères sont tolérées. Constantes régurgitations de liquide clair et filant, œsophagisme. *A la palpation, grosse masse épigastrique, dure et très douloureuse.* La radioscopie montre 1° une ombre épaisse et bilobée, située dans le thorax droit et étendue du sommet pulmonaire jusqu'à la crosse de l'aorte, indépendante de celle-ci, immobile et non animée de pulsations ; 2° *un diverticulum, situé sur la petite courbure de l'estomac ;* celle-ci est peu mobile et correspond au centre de la tumeur constatée à la palpation. Le pylore est parfaitement perméable et l'évacuation totale se fait en 2 h. 1/2. L'ampoule duodénale est fortement irritée. (Fig. VIII).

Devant de telles lésions et l'absence de sténose pylorique, le Dr HEPP renonce à une intervention et la malade est traitée uniquement par la thermo-radiothérapie.

TRAITEMENT. — Du 9 octobre 1918 au 10 avril 1919, la malade subit 24 séances dont 12 sur la région stomacale et autant sur la région thoracique droite. A la suite de la première, appliquée cependant sur le thorax, *violente hématémèse suivie de mélœna.*

Dès la seconde, faite sur l'estomac, la malade a pu commencer à s'alimenter. Dès la sixième séance, c'est-à-dire la troisième sur l'estomac, elle cesse de souffrir dans la position couchée. Le 15 janvier, après neuf applications sur chacune des deux tumeurs, amélioration générale et telle qu'elle frappe tout le monde ; le teint commence à rosir, la malade mange assez abondamment et supporte très bien du poulet et du poisson. Elle engraisse à vue d'œil.

Un examen radioscopique fait alors montre :

1° la disparition du diverticulum ; l'estomac n'est plus rétracté, présente au contraire un aspect de dilatation légère. Il est souple à la pression et peu douloureux. La tumeur a beaucoup diminué et se perçoit difficilement à travers la paroi ;

2° les ombres pulmonaires semblent être réduites de volume, mais demeurent encore très visibles. (Fig. IX).

RÉSULTATS EN AVRIL. — *Plus de douleurs, appétit complètement revenu. Teint frais et reposé. Engraissement de 3 kilogs. Ni tumeur perceptible, ni douleur à la palpation.* Naturellement, il m'a été impossible d'avoir l'examen histologique de la tumeur stomacale de Mme L..., mais cliniquement et radiologiquement elle a bien semblé, à tous les médecins qui l'ont examinée, être de nature cancéreuse ; rapprochée de l'observation précédente, elle en reçoit et lui donne une confirmation réciproque, car il est difficile d'admettre que deux fois sur deux la clinique et la radiologie se soient trompés et que la thermo-radiothérapie, inefficace contre des tumeurs autres que des cancers, ait obtenu de tels effets sur celles-ci, si elles n'avaient pas été de nature néoplasique.

OBSERVATION X. — **Cancer inopérable et métastatique du rectum.**

M. Be....., 63 ans.

A. P., Cystite de 27 à 31 ans ; obésité (gros mangeur) ; à 43 ans, à la suite de grands soucis et de fatigue, perte partielle de la vue.

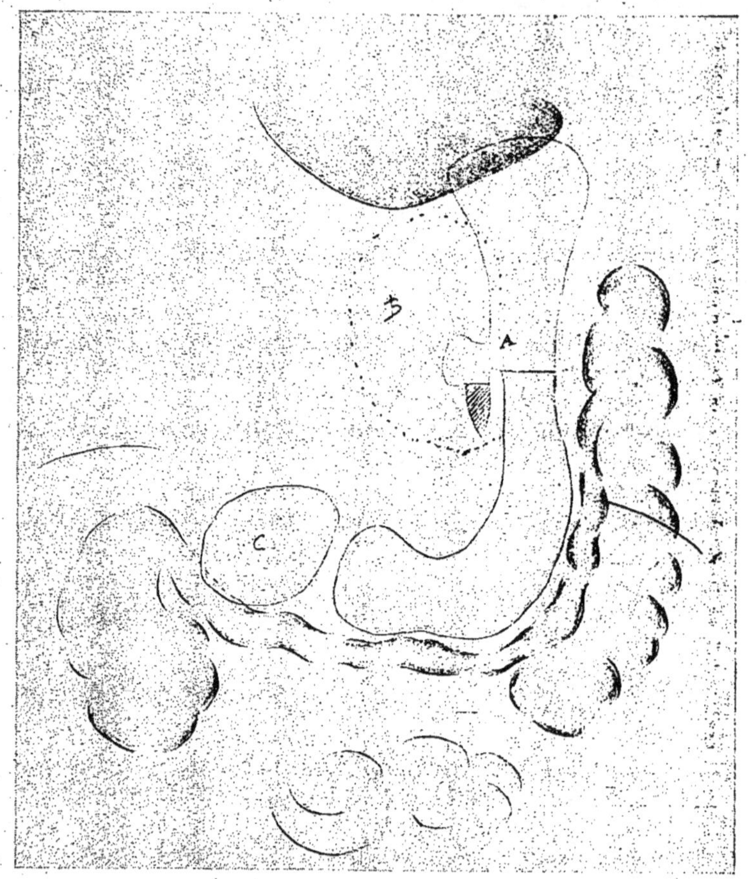

FIG. VIII. — (Obs. IX). Voir pages 28 et 29.
Radioscopie stomacale avant le traitement.

A. Diverticulum médiogastrique situé d'une masse néoplasique.
B. Perceptible au toucher.
C. Bulbe duodénal dilaté.

En 1912, selles rubannées, sans douleurs.

En février 1918, douleurs violentes au fondement, sans selles sanglantes. Anus iliaque par le Dr Hepp en mai 1918 ; amélioration.

En juillet, je l'examine. Exploration rectale extrêmement dou-

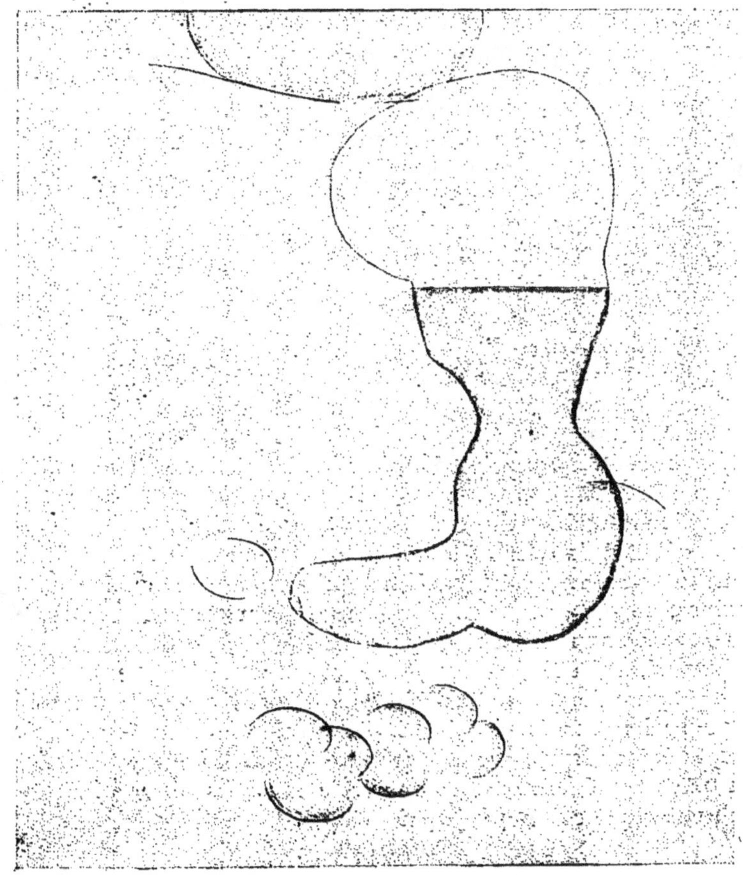

Fig. IX. — Voir la précédente.

Même estomac revu en radioscopie trois mois plus tard, après thermo-radiothérapie.
Diverticulum et tumeur ont disparu.

loureuse. Le rectum est presque complètement obstrué par une masse dure, irrégulière, resserrant le canal par un étroit anneau où l'extrémité de l'index seul s'engage et encore difficilement ; la masse semble s'étendre surtout vers la paroi antérieure et envahir en partie la région prostatique avec gêne de la miction (le malade urine toutes les demi-heures). La délimitation supérieure est impossible. *Grosses métastases indurées dans les ganglions inguinaux droits.*

Traitement thermo-radiothérapique consistant en applications alternées : 1° par voie interne, d'abord anale, ensuite intra-rectale ; 2° par la voie trans-vésicale ; 3° enfin sur les ganglions inguinaux. En tout, 27 séances, soit environ 9 par chacune des voies indiquées.

RÉSULTAT. — Disparition rapide des douleurs. Dès la sixième séance, les fonctions anales normales tendent à se rétablir et l'anus artificiel à se refermer. Le 2 septembre, soit au bout de six semaines, l'exploration digitale, faite en présence du Dr BROUSSIN, *permet le passage aisé de l'index, montrant l'existence d'une tumeur irrégulière, dure et ulcérée, remontant à quelques centimètres environ au-dessus de l'anus et ne formant plus qu'un demi-anneau d'avant en arrière sur la paroi droite du rectum.*

Le 3 septembre, crise de rétention urinaire de quelques jours. Les séances reprennent après deux semaines de repos. Le 17 octobre, nouvel examen *indolore ; tumeur anale réduite au volume d'une noisette ; fonctions rectales à peu près normales ; on laisse fermer l'anus iliaque.*

A partir de novembre, le rectum va si bien que l'on traite surtout les ganglions inguinaux qui rétrocèdent à leur tour.

Au début de janvier 1919, nouvelle violente crise de cystite avec rétention, pyélo-néphrite et œdème, qui emporte le malade en trois semaines, **le rectum continuant, au milieu de ces accidents, à présenter les apparences de la guérison.**

La pusillanimité du malade ayant empêché toute extraction de parcelle tumorale, nous nous trouvons encore ici sans examen histologique probant, mais, je l'ai dit, l'accumulation des faits cliniques devient démonstrative par leur nombre, car si l'erreur est admissible dans un cas isolé, elle paraît impossible dans des observations aussi nombreuses que celles que je présente ici.

Critique et Discussion.

Au cours d'une première présentation de malade dont l'observation est exposée plus haut (obs. I), notre Président, M. Pierre Delbet, m'a fait remarquer qu'il serait nécessaire que les cas de cancer, publiés dans une Société aussi sérieuse que la nôtre, aient été préalablement confirmés par l'examen histologique. Je me suis fait un devoir de vous soumettre les coupes qu'il m'a été possible de faire pratiquer ; mais comme vous avez pu le voir, la plupart des cas cités par moi ont échappé à ce mode d'investigation.

Beaucoup de malades viennent à moi (et leurs cas n'en sont que plus probants), en état de récidive inopérable. Ils ne peuvent, très souvent, de ce fait, me fournir la pièce histologique que je serais tout le premier heureux de posséder. Est-ce à dire que l'on doive en écarter l'examen et que de tels cas ne présentent aucune valeur démonstrative ? Ce serait là, il me semble, une erreur scientifique grave, car la certitude clinique, surtout quand elle est multiple, vaut la certitude histologique.

Loin de moi, assurément, de mépriser la seconde, mais elle-même, cependant, peut avoir ses causes de défaillance : témoin le fait auquel il m'a été donné d'assister un jour dans un service de chirurgie dont pourtant l'organisation scientifique est en général impeccable : au cours de deux opérations successives, deux tumeurs avaient été enlevées à deux malades différents, l'une provenait d'un sein, l'autre d'un membre. Les prélèvements faits, les diagnostics histologiques revinrent avec erreur dans les noms : le sarcôme osseux étant attribué à la malade du sein, l'épithélioma cylindrique à l'opéré de la jambe ; là, l'erreur fut facilement contrôlable et les diagnostics furent rectifiés ; mais si rares puissent-ils être, ces inter-changements de pièces dans les laboratoires ne sont pas impossibles : le fait cité plus haut le prouve.

L'examen clinique, de son côté, je le reconnais, ne saurait être toujours considéré comme absolument infaillible. Dans combien de cas cependant il est aussi probant pour un chirurgien compétent, que la présence de globes épidermiques ou de boyaux dans une préparation microscopique peut l'être aux yeux d'un histologiste.

Prenons par exemple la série des observations IV, V, VI, et VII.

Voilà des malades examinées, l'une par 3 chirurgiens niçois connus et ensuite par notre éminent collègue, le Prof. J.-L. Faure (obs. IV); la seconde (obs. V), encore par M. Faure et aussi par MM. Nélaton et Lenglet ; la 3ᵉ (obs. VI), par l'ancien vice-président de l'Académie de Médecine, M. Duguet, le Prof. Second, M. Faure à nouveau avec contrôle radioscopique par M. Béclère, Médecin des Hôpitaux et par moi ; la 4ᵉ (obs. VII) par MM. Cohendy, de l'Institut Pasteur et de nouveau par notre collègue Faure. Dans aucun de ces cas, le doute n'est entré un instant dans l'esprit d'aucun de ces maîtres, de ces spécialistes ou de ces cliniciens distingués sur la qualité des lésions observées : presque tous ces cas, opérés une ou plusieurs fois, ont récidivé et tous ont évolué avec les caractères cliniques les plus nets du cancer, ainsi qu'en témoigne le détail de chacune de leurs observations. Pour un esprit non prévenu, quelle hésitation serait possible devant de tels témoignages et devant de tels faits ?

Mais il y a plus, supposons un instant que tant de compétences réunies se soient trompées dans l'un ou l'autre de ces cas ; quelles sont les tumeurs avec lesquelles on eût pu confondre les masses développées sur le thorax, dans le poumon ou sur le crâne de ces divers malades ? Pouvait-il s'agir de syphylis, de tuberculose ? Ici les résultats donnés par le traitement lui-même répondent à une telle question : en effet, la thermoradiothérapie, dont j'ai tenté l'application plusieurs fois sur des syphilomes ou sur des lésions tuberculeuses locales, ne m'a jamais donné que des échecs complets (1).

Nous nous croyons donc le droit scientifique de dire qu'en ce qui concerne les quatre observations sus-indiquées, le diagnostic de néoplasme malin ne saurait être mis en doute. A plus forte raison, pourrons-nous affirmer que les trois précédentes, contrôlées histologiquement, sont de même nature. Je n'insisterai pas sur la gravité de l'ensemble de ces cas ; la récidive rapide qui a caractérisé chacun d'eux, la multiplicité et la propagation lointaine de leurs métastases et enfin la mort par généralisation profonde ou par cachexie qui a terminé quelques-uns d'entre eux, en sont les terribles preuves.

Les cas de cancers du tube digestif que je relate à leur suite, ne présentent pas, je le reconnais, des caractères de certitude aussi absolue ; outre qu'aucun de ces trois cas n'a pu recevoir de contrôle histologique, le nombre de faux cancers de l'estomac signalés par les auteurs et en particulier ici-même par M. Gaston Lyon est de nature à jeter un certain doute sur la qualité des résultats que ces tumeurs ont retiré de la thermo-radiothérapie. Il est cependant un axiome latin

---

(1) Il peut paraître surprenant que les rayons X dont l'application est d'ordinaire si efficace sur les tuberculoses locales semblent perdre tout pouvoir thérapeutique à leur endroit dès qu'ils sont associés à la diathermie. Le fait n'en est pas moins indiscutable, mais son explication, quoique très simple, ne saurait trouver place ici.

que nous ne devons pas oublier : « *naturam morborum curationes ostendunt.* » Quand une tumeur osseuse, de qualité douteuse, disparaît sous l'influence d'un traitement mercuriel, nous n'hésitons pas à en affirmer la nature syphilitique parce que nous savons que le mercure serait impuissant à fondre tout autre lésion ; de même, quand nous voyons guérir en quelques séances de thermo-radiothérapie, en l'absence de tout autre traitement de grosses masses développées dans l'estomac ou dans l'intestin que l'examen radiologique, clinique et chirurgical a fait considérer par des spécialistes exercés comme de nature indiscutablement cancéreuse, nous sommes en droit de dire leur diagnostic confirmé par l'efficacité d'une thérapeutique qui aurait échoué en tout autre cas. Isolés des observations démonstratives qui les précèdent, ces trois cas seraient sans grande valeur : venant après elles, ils en reçoivent et leur donnent, à mon avis, une force nouvelle.

Tel est l'ensemble des faits que j'ai cru devoir vous soumettre. Il en ressort nettement, ce me semble, que les Rayons X associés à la diathermie, produisent sur des tumeurs épithéliales, graves, volumineuses et profondes, des effets de régression rapide et plus ou moins complète.

J'ajoute, qu'à ma connaissance, aucun agent thérapeutique de quelqu'ordre qu'il soit ne me paraît avoir produit de résultats curatifs comparables, même de loin, à ceux-là.

En effet, les deux seuls agents dont l'efficacité puisse être mise en regard de celle de la thermo-radiothérapie, sont, nous le savons, le radium et les rayons X, car seuls ils se sont montrés capables de faire disparaître, dans un temps plus ou moins rapide, des tumeurs malignes, massives ou profondes ; mais je crois pouvoir affirmer sans hésitation qu'aucun n'a jamais obtenu un seul succès égal à ceux que m'a donnés la thermo-radiothérapie.

En ce qui concerne *le radium*, il me suffira, je crois, de me reporter aux conclusions auxquelles s'arrêtaient naguère les orateurs qui en ont parlé ici-même, au cours de nos séances d'avril et de mai 1918. M. HARTMANN y limitait l'action heureuse, constatée par lui, de ce corps radifère, au traitement des lymphocytòmes et du cancer du rectum, M. PIERRE MARIE, aux sarcômes à cellules rondes M. J.-L. FAURE, à certains cancers utérins, mais personne n'a parlé, et pour cause, de cancers comparables, de près ou de loin, à ceux dont je publie plus haut les observations. *On les chercherait en vain d'ailleurs dans la littérature médicale consacrée au radium au cours des dix dernières années.*

Quant à la *radiothérapie proprement dite*, il est nécessaire tout d'abord, pour permettre d'en examiner les résultats, d'en distinguer deux modes d'application : celui qui emploie des rayons non ou peu filtrés et celui qui interpose entre le patient et la source radiogène des épaisseurs d'aluminium égales ou supérieures à 3 millim. De la première de ces méthodes, on peut dire sans crainte d'erreur, qu'elle n'a donné sur le genre de cancer grave qui nous occupe ici, que des échecs ou des aggravations. Les effets dus aux radiations X filtrées sont certainement meilleurs, mais jusqu'à ce jour, les observations qu'on en a publiées sont rares et pour ma part, je n'en connais guère que le cas présenté au Congrès de Nîmes par MM. Nogier et Regaud en 1912 et la statistique générale récemment parue sous la signature de M. Sittenfield dans le « Médical record » du 1er mars 1919. Dans l'observation de Nîmes, très intéressante en elle-même, il s'agissait d'un cas de néoplasie maligne du sein largement étendue sur toute la surface de la peau du thorax droit et notablement améliorée par un certain nombre de séances de radiothérapie filtrée. Quelque remarquable que soit ce cas, je n'ai pas besoin d'insister sur son peu d'importance par rapport aux observations publiées plus haut par moi.

La statistique de M. Sittenfield, dont je n'ai pu encore me procurer le texte intégral, a été résumée dans la « Presse médicale » du 24 avril dernier par M. Luzoir. L'auteur emploie des doses massives fournies par le tube de Coolidge sans qu'il soit indiqué par le traducteur que ces doses soient filtrées ; le terme de « massives » et l'emploi du Coolidge donnent cependant tout lieu de penser que Sittenfield a interposé des plaques d'aluminium entre le malade et l'ampoule. Or, voici dans cette statistique, ce qui regarde les récidives locales ou ganglionnaires du sein : toutes, sauf trois, succombèrent, une seule vit encore après 4 ans 1/2. « Dans 16 cancers viscéraux (foie, estomac, reins, pancréas), le traitement apporta pendant quelque temps un soulagement notable au malade. »

L'absence de détails précis ne nous permet guère de comparer cas pour cas les observations de Sittenfield et les miennes, mais son silence même prouve qu'il n'a rien de bon à nous dire ; *car s'il avait pu, comme moi, faire fondre en quelques séances de grosses masses axillaires ou crâniennes ou des métastases pulmonaires, il nous en aurait certainement parlé.*

S'il m'est permis enfin, de m'en rapporter à ma propre expérience, je puis affirmer que la radiothérapie simple, même filtrée, ne m'a donné que de rares, fugitifs et superficiels succès sur des cas à évolution relativement bénigne, succès très inférieurs à ceux que j'ai dus à la thermo-radiothérapie et dont je vous ai donné plus haut quelques exemples frappants.

CONCLUSIONS

De l'ensemble des faits exposés plus haut et de la critique à laquelle je les ai soumis, voici les conclusions que je suis en droit, ce me semble, de tirer :

1° Sur dix des observations rapportées par moi, les sept premières au moins sont certainement des cancers, les trois autres le sont presque sûrement.

2° Toutes les tumeurs traitées présentaient des caractères cliniques ou histologiques de la plus grande gravité ; neuf sur dix étaient inopérables ; cinq étaient des récidives post-opératoires avec généralisation ; deux (obs. VI et VII) avaient déterminé un état de cachexie marquée ; enfin, quatre au moins, et peut-être cinq, se sont terminées par la mort malgré les très beaux succès locaux obtenus sur eux.

3° Dans six d'entr'eux, de qualité néoplasique certaine (obs. II, III, IV, V, VI et VII) et les trois cas de cancer du tube digestif, de diagnostic plus discutable mais moralement sûre (voir les raisons que j'en donne, page 34, obs. VIII, IX et X) il s'agissait de tumeurs situées profondément dans les tissus (**os de la face, sein, poumon, abdomen**).

4° Six de ces cas (obs. I, II, III, V, VI, VII) présentaient des ulcérations plus ou moins profondes.

5° **Or, tumeurs profondes, multiples, récidivées, d'une excessive malignité, et pour la plupart, sinon tous de nature épithéliomateuse, ont fondu le plus souvent après quelques séances de thermo-radiothérapie (4 ou 5 en moyenne) et les ulcérations se sont aussi rapidement cicatrisées.**

6° **Aucun agent thérapeutique chimique ou physique connu (radium, radiothérapie simple) n'a jamais produit de résultats comparables dans des cas comparables.**

7° Est-ce à dire que la thermo-radiothérapie prétende guérir le cancer ? Une telle idée est loin de ma pensée. Faire disparaître plus ou moins rapidement des tumeurs malignes ou cicatriser les plaies qu'elles déterminent n'est point forcément empêcher leur récidive ni arrêter leurs métastases. Le traitement du cancer comporte un ensemble d'actions thérapeutiques, chirurgicales ou médicales, dont la thermo-radiothérapie ne doit être considérée que comme un des éléments. Je vous entretiendrai quelque jour de la façon dont je conçois cet ensemble, et en particulier des beaux succès que je dois à l'association de la fulguration avec la méthode que je viens de vous décrire ; mais d'ores et déjà il m'a paru bon de vous faire connaître dans ses principes et dans ses résultats un moyen de traitement local des cancers inopérables dont l'efficacité se montre nettement beaucoup plus grande que celle d'aucun des autres moyens connus jusqu'ici.

www.ingramcontent.com/pod-product-compliance
Lightning Source LLC
LaVergne TN
LVHW012304050726
842524LV00004B/1195